Innere Freiheit und Achtsamkeit: Deine Reise zur Selbstakzeptanz und emotionalen Heilung"

Buch von Irene Schiller

Auflage 1 -2024

Inhaltsverzeichnis

Der Weg in die Zukunft

Kapitel 1: Einführung in die Selbstzärtlichkeit

In einer Welt, die immer schneller, anspruchsvoller und lauter wird, fällt es uns oft schwer, innezuhalten und auf uns selbst zu hören. Wir sind darauf konditioniert, ständig nach außen zu schauen, uns an äußeren Standards zu messen und uns an die Erwartungen anderer anzupassen. Doch was passiert, wenn wir diesen ständigen Druck nicht mehr aushalten? Wenn wir erkennen, dass das Streben nach äußerer Anerkennung uns nicht wirklich glücklich macht? Selbstzärtlichkeit beginnt genau an diesem Punkt. Es ist die Fähigkeit, sich selbst mit derselben Fürsorge, Freundlichkeit und Liebe zu begegnen, die wir unseren engsten Freunden oder Familienmitgliedern entgegenbringen würden. Es ist das tiefe Verständnis dafür, dass wir genauso viel Mitgefühl und Zuwendung verdienen wie jeder andere Mensch auf dieser Welt. Doch dieser Prozess der Selbstzärtlichkeit ist nicht einfach – er erfordert Mut, Entschlossenheit und vor allem Geduld. Die Reise zur Selbstzärtlichkeit beginnt mit einer Entscheidung. Die Entscheidung, sich selbst an die erste Stelle zu setzen und das eigene Wohlbefinden nicht länger von äußeren Faktoren abhängig zu machen. Diese Entscheidung ist der erste Schritt auf einem Weg, der uns zu einem tieferen Verständnis und einer stärkeren Verbindung mit uns selbst führen kann.

Die Bedeutung der Selbstakzeptanz
Selbstzärtlichkeit ist untrennbar mit Selbstakzeptanz verbunden. Um wirklich zärtlich mit uns selbst umzugehen, müssen wir zuerst lernen, uns so zu akzeptieren, wie wir sind – mit all unseren Stärken und Schwächen, unseren Vorlieben und Abneigungen, unseren Erfolgen und Misserfolgen. Selbstakzeptanz bedeutet, sich selbst bedingungslos zu lieben, unabhängig davon, was andere über uns denken oder wie die äußeren Umstände sind. In einer Gesellschaft, die Perfektionismus und ständige Selbstoptimierung glorifiziert, kann Selbstakzeptanz eine radikale Handlung sein. Es bedeutet, die Vorstellung aufzugeben, dass wir erst dann liebenswert oder wertvoll sind, wenn wir bestimmten Standards entsprechen. Stattdessen erkennen wir an, dass wir bereits jetzt, in diesem Moment, vollkommen genug sind.

Die Kraft des Mitgefühls

Mitgefühl ist ein zentraler Aspekt der Selbstzärtlichkeit. Es bedeutet, sich selbst in Momenten der Schwäche, des Scheiterns oder der Enttäuschung mit Verständnis und Freundlichkeit zu begegnen. Anstatt uns selbst zu verurteilen oder zu kritisieren, lernen wir, unsere menschliche Unvollkommenheit zu akzeptieren und uns selbst zu vergeben. Dieses Mitgefühl ist oft der Schlüssel zur Heilung und zum inneren Wachstum. Es erlaubt uns, alte Wunden zu heilen, negative Glaubenssätze loszulassen und uns selbst auf einer tieferen Ebene zu verstehen und zu akzeptieren. Mitgefühl für uns selbst zu entwickeln, ist jedoch ein Prozess, der Zeit und Übung erfordert. Es erfordert die Bereitschaft, uns selbst so zu sehen, wie wir wirklich sind, ohne Maske und ohne Fassade.

Der Anfang einer tiefen Verbindung mit uns selbst

Selbstzärtlichkeit eröffnet uns die Möglichkeit, eine tiefere Verbindung mit uns selbst aufzubauen. Diese Verbindung ist der Grundstein für ein erfülltes und authentisches Leben. Wenn wir lernen, uns selbst zu akzeptieren und uns mit Mitgefühl zu begegnen, öffnen wir uns auch für die tieferen Schichten unserer Persönlichkeit – für unsere wahren Bedürfnisse, Wünsche und Träume. Diese Reise zur Selbstzärtlichkeit ist ein lebenslanger Prozess. Sie erfordert kontinuierliche Achtsamkeit und die Bereitschaft, sich immer wieder auf sich selbst einzulassen. Doch die Belohnung ist groß: Ein Leben, das von innerem Frieden, Freude und echter Erfüllung geprägt ist.

Kapitel 2: Akzeptanz aller Emotionen

Emotionen sind die Essenz dessen, was uns menschlich macht. Sie geben unserem Leben Farbe und Tiefe, doch sie können auch herausfordernd sein. In unserer Kultur werden oft nur bestimmte Emotionen als „positiv" und damit wünschenswert betrachtet. Freude, Glück, Begeisterung – all diese Gefühle werden gefeiert und angestrebt. Doch was ist mit den anderen Emotionen? Was ist mit Wut, Traurigkeit, Angst oder Scham? Diese Gefühle werden oft als „negativ" abgestempelt und unterdrückt. Doch indem wir diese Emotionen ablehnen, lehnen wir einen wesentlichen Teil von uns selbst ab.
Die Kraft der Akzeptanz

Akzeptanz ist ein mächtiges Werkzeug, um Frieden mit unseren Emotionen zu schließen. Es geht darum, alle Gefühle – die angenehmen und die unangenehmen – zuzulassen und ihnen Raum zu geben. Indem wir unsere Emotionen akzeptieren, anerkennen wir ihre Existenz und erlauben uns, sie ohne Urteil zu erleben. Diese Akzeptanz ist der erste Schritt zur Heilung und zur inneren Befreiung. Viele von uns haben gelernt, bestimmte Emotionen zu unterdrücken oder zu ignorieren, weil sie als unangemessen oder schädlich betrachtet werden. Doch in Wahrheit können diese Emotionen, wenn sie richtig verstanden und verarbeitet werden, zu wertvollen Lehrern und Wegweisern in unserem Leben werden. Sie zeigen uns, wo wir verletzlich sind, wo wir unsicher sind und wo wir uns weiterentwickeln können.
Die Rolle der „hässlichen" Gefühle

Es gibt keine „falschen" oder „hässlichen" Gefühle. Jedes Gefühl hat seinen Platz und seine Bedeutung. Wut zum Beispiel wird oft als negativ angesehen, doch sie kann ein starkes Signal dafür sein, dass unsere Grenzen überschritten wurden oder dass wir uns in einer ungerechten Situation befinden. Wut kann uns helfen, für uns selbst einzustehen und Veränderungen zu fordern. Traurigkeit hingegen wird oft mit Schwäche assoziiert, dabei ist sie ein natürliches und gesundes Gefühl, das uns hilft, Verluste zu verarbeiten und uns von alten Mustern zu lösen. Angst ist ein Instinkt, der uns vor Gefahren warnt, und Scham kann uns auf Verhaltensweisen aufmerksam machen, die nicht mit unseren Werten übereinstimmen. Anstatt diese Gefühle zu unterdrücken oder zu ignorieren, sollten wir sie als wertvolle Hinweise auf unsere innere Welt betrachten.

Praktische Wege zur Akzeptanz von Emotionen
Achtsamkeit üben: Achtsamkeit ist eine Praxis, die uns hilft, im gegenwärtigen Moment zu bleiben und unsere Gefühle ohne Urteil zu beobachten. Wenn wir achtsam sind, nehmen wir unsere Emotionen bewusst wahr, ohne sie zu bewerten oder zu unterdrücken. Diese Praxis kann uns helfen, unsere Gefühle besser zu verstehen und zu akzeptieren. Gefühle benennen: Oftmals fühlen wir uns von unseren Emotionen überwältigt, weil wir sie nicht richtig identifizieren können. Indem wir unsere Gefühle benennen, können wir Klarheit darüber gewinnen, was in uns vorgeht. Dies kann uns helfen, uns mit unseren Emotionen anzufreunden und sie als Teil unserer menschlichen Erfahrung anzuerkennen. Selbstmitgefühl entwickeln: Wenn wir uns in schwierigen emotionalen Zuständen befinden, ist es wichtig, uns selbst mit Mitgefühl zu begegnen. Anstatt uns selbst für unsere Gefühle zu verurteilen, sollten wir uns daran erinnern, dass es okay ist, das zu fühlen, was wir fühlen. Wir alle durchlaufen schwierige Phasen, und es ist ein Zeichen von Stärke, sich selbst in diesen Momenten zu unterstützen. Gefühle ausdrücken: Das Ausdrücken unserer Gefühle kann unglaublich befreiend sein. Ob durch Schreiben, Reden oder kreative Tätigkeiten – das Zulassen und Ausdrücken unserer Emotionen kann uns helfen, sie zu verarbeiten und loszulassen.
Die Freiheit, sich selbst zu akzeptieren

Indem wir lernen, all unsere Emotionen zu akzeptieren, gewinnen wir eine tiefere Freiheit. Diese Freiheit besteht darin, uns selbst vollständig zu erleben, ohne uns für das zu schämen, was wir fühlen. Sie ermöglicht es uns, authentischer zu leben und mit uns selbst und anderen in Frieden zu sein. Selbstzärtlichkeit bedeutet nicht nur, freundlich zu sich selbst zu sein, wenn die Dinge gut laufen, sondern auch, wenn wir uns in dunkleren Zeiten befinden. Diese Zärtlichkeit erlaubt es uns, uns selbst bedingungslos zu lieben und zu akzeptieren, unabhängig davon, welche Emotionen in uns aufsteigen.

Kapitel 3: Die Kraft der stillen Emotionen

Nicht alle Emotionen treten laut und deutlich in den Vordergrund. Es gibt solche, die leise im Hintergrund wirken, kaum wahrnehmbar, aber dennoch mächtig in ihrer Wirkung. Diese stillen Emotionen prägen unsere innere Welt und beeinflussen unsere Wahrnehmung, unser Verhalten und unsere Beziehungen. Während laute Emotionen wie Wut, Angst oder Freude sofort unsere Aufmerksamkeit auf sich ziehen, bleiben stille Emotionen oft unbemerkt und wirken im Verborgenen.

Was sind stille Emotionen?

Stille Emotionen sind subtile, oft unterschwellige Gefühle, die uns tief im Inneren bewegen. Dazu gehören Empfindungen wie Melancholie, Zufriedenheit, leichte Unruhe oder ein unbestimmtes Gefühl des Unbehagens. Diese Emotionen sind nicht intensiv genug, um uns sofort aus der Bahn zu werfen, aber sie können unsere Stimmung und unser Wohlbefinden nachhaltig beeinflussen. Ein Beispiel für eine stille Emotion ist die leise Traurigkeit, die uns manchmal ohne ersichtlichen Grund überkommt. Sie ist nicht stark genug, um als Depression bezeichnet zu werden, aber sie kann unsere Energie und Lebensfreude mindern. Oder die leise Freude, die uns erfüllt, wenn wir in der Natur sind oder eine beruhigende Musik hören – eine Freude, die sanft ist und uns mit einem Gefühl des Friedens und der Zufriedenheit erfüllt.

Die Bedeutung stiller Emotionen
Obwohl stille Emotionen weniger auffällig sind, sind sie von großer Bedeutung für unser emotionales Gleichgewicht. Sie fungieren oft als Hintergrundmusik unseres Lebens, beeinflussen unsere Entscheidungen und formen unsere Wahrnehmung der Welt. Wenn wir lernen, diese Emotionen wahrzunehmen und zu verstehen, können wir eine tiefere Verbindung zu uns selbst aufbauen und ein ausgeglicheneres Leben führen. Stille Emotionen können uns auch Hinweise auf tiefere Bedürfnisse und Wünsche geben, die wir vielleicht noch nicht vollständig erkannt haben. Sie sind wie leise Signale aus unserem Inneren, die uns zeigen, wo wir uns vielleicht unwohl fühlen oder wo wir mehr Erfüllung suchen. Indem wir diesen Emotionen Aufmerksamkeit schenken, können wir wertvolle Einsichten gewinnen, die uns helfen, unser Leben bewusster und authentischer zu gestalten.

Achtsamkeit gegenüber stillen Emotionen

Um die Kraft der stillen Emotionen zu nutzen, müssen wir lernen, achtsamer auf unsere innere Welt zu hören. Dies erfordert eine bewusste Entscheidung, innezuhalten und unseren inneren Zustand zu erkunden. Eine regelmäßige Praxis der Achtsamkeit oder Meditation kann uns dabei helfen, diese subtilen Emotionen wahrzunehmen und zu verstehen. Regelmäßige Reflexion: Nehmen Sie sich jeden Tag ein paar Minuten Zeit, um in sich hineinzuhorchen. Fragen Sie sich, wie Sie sich fühlen, und versuchen Sie, auch die subtilsten Emotionen zu benennen. Vielleicht spüren Sie eine leichte Spannung in Ihrem Körper oder eine unbestimmte Zufriedenheit – lassen Sie diese Gefühle zu und beobachten Sie sie ohne Urteil. Tagebuch führen: Schreiben Sie regelmäßig über Ihre Gefühle, auch über die, die nicht stark oder intensiv sind. Indem Sie Ihre Gedanken und Empfindungen aufschreiben, können Sie Muster erkennen und ein tieferes Verständnis für Ihre stille emotionale Landschaft entwickeln. Körperbewusstsein: Unsere Emotionen manifestieren sich oft im Körper. Achten Sie auf körperliche Empfindungen wie Druck, Wärme oder Kälte, die mit Ihren stillen Emotionen verbunden sein können. Durch die Verbindung von Körper und Geist können Sie ein tieferes Bewusstsein für Ihre Emotionen entwickeln.

Die heilende Kraft der stillen Emotionen

Stille Emotionen haben auch eine heilende Kraft. Wenn wir sie anerkennen und zulassen, können sie uns dabei helfen, inneren Frieden zu finden und alte Wunden zu heilen. Eine sanfte Melancholie kann uns daran erinnern, uns Zeit für Selbstfürsorge zu nehmen, während ein Gefühl der leisen Freude uns zeigt, dass wir auf dem richtigen Weg sind. Es ist wichtig, sich bewusst zu machen, dass stille Emotionen nicht ignoriert werden sollten. Sie verdienen genauso viel Aufmerksamkeit wie die lauten und offensichtlichen Gefühle. Indem wir uns mit ihnen auseinandersetzen, können wir ein tieferes Verständnis für uns selbst entwickeln und eine stabilere emotionale Grundlage schaffen.

Integration in den Alltag

Die Integration der Achtsamkeit gegenüber stillen Emotionen in den Alltag erfordert Übung und Geduld. Doch je mehr wir uns dieser subtilen Gefühle bewusst werden, desto besser können wir auf sie reagieren und unser Leben entsprechend anpassen. Dies kann uns helfen, ein ausgewogeneres und erfüllteres Leben zu führen. Zum Beispiel können wir lernen, unsere täglichen Entscheidungen auf der Grundlage dieser stillen Emotionen zu treffen. Wenn wir uns nach einem ruhigen Abend sehnen, anstatt einem sozialen Ereignis nachzugehen, sollten wir auf dieses Bedürfnis hören und uns die Ruhe gönnen. Wenn wir merken, dass uns eine sanfte Unzufriedenheit durch den Tag begleitet, können wir darüber nachdenken, was in unserem Leben verändert werden könnte, um mehr Erfüllung zu finden.

Kapitel 4: Selbstfürsorge als tägliche Praxis

Selbstfürsorge ist mehr als nur gelegentliche Wellness-Rituale oder ein Urlaub, um dem Alltag zu entfliehen. Sie ist eine tägliche Praxis, die tief in unser Leben integriert werden sollte, um unser Wohlbefinden zu fördern und zu erhalten. In einer hektischen Welt, die oft Leistung und Produktivität über alles stellt, ist es umso wichtiger, sich regelmäßig Zeit für sich selbst zu nehmen, um den eigenen Körper, Geist und Seele zu pflegen.

Die Bedeutung der täglichen Selbstfürsorge

Selbstfürsorge ist der Schlüssel zu einem gesunden und ausgewogenen Leben. Sie hilft uns nicht nur dabei, stressige Zeiten besser zu überstehen, sondern stärkt auch unsere Resilienz und unser emotionales Wohlbefinden. Doch Selbstfürsorge ist nicht immer leicht umzusetzen. Es erfordert bewusste Entscheidungen und die Bereitschaft, uns selbst an die erste Stelle zu setzen – etwas, das viele Menschen schwer finden, insbesondere in einer Kultur, die Selbstaufopferung oft glorifiziert.Der erste Schritt zur Selbstfürsorge ist das Verständnis, dass sie nicht egoistisch ist. Im Gegenteil, nur wenn wir gut für uns selbst sorgen, können wir auch für andere da sein und unsere Aufgaben im Alltag mit Energie und Klarheit erfüllen. Selbstfürsorge ist ein Akt der Liebe zu sich selbst, der weitreichende positive Auswirkungen auf alle Aspekte unseres Lebens hat.

Grundpfeiler der Selbstfürsorge

Körperliche Fürsorge: Unser Körper ist das Gefäß, das uns durch das Leben trägt, und er verdient unsere volle Aufmerksamkeit und Pflege. Regelmäßige Bewegung, ausreichend Schlaf und eine ausgewogene Ernährung sind grundlegende Aspekte der körperlichen Selbstfürsorge. Es geht darum, auf die Signale des Körpers zu hören und ihm zu geben, was er braucht – sei es Ruhe, Aktivität oder eine gesunde Mahlzeit. Emotionale Fürsorge: Unsere emotionale Gesundheit ist ebenso wichtig wie unsere körperliche. Emotionale Selbstfürsorge bedeutet, sich Zeit zu nehmen, um die eigenen Gefühle zu erkennen und zu verarbeiten. Dies kann durch Gespräche mit vertrauten Menschen, das Schreiben eines Tagebuchs oder durch therapeutische Unterstützung geschehen. Es ist wichtig, sich selbst zu erlauben, Gefühle zu fühlen, ohne sie zu unterdrücken oder zu bewerten. Geistige Fürsorge: Unser Geist braucht ebenso Pflege wie unser Körper. Geistige Selbstfürsorge kann Aktivitäten umfassen, die den Geist anregen und uns dabei helfen, geistig flexibel und wachsam zu bleiben. Das Lesen von Büchern, das Erlernen neuer Fähigkeiten oder das Praktizieren von Achtsamkeit und Meditation sind hervorragende Wege, um den Geist gesund und lebendig zu halten. Soziale Fürsorge: Der Mensch ist ein soziales Wesen, und unsere Beziehungen zu anderen sind ein wesentlicher Teil unseres Wohlbefindens. Soziale Selbstfürsorge bedeutet, sich bewusst Zeit für die Pflege von Freundschaften und familiären Beziehungen zu nehmen. Es ist wichtig, sich mit Menschen zu

umgeben, die uns unterstützen und uns gut tun, und gleichzeitig Grenzen zu setzen, um schädliche Einflüsse zu minimieren. Spirituelle Fürsorge: Spirituelle Selbstfürsorge kann unterschiedliche Formen annehmen, je nach den individuellen Überzeugungen und Werten. Für manche Menschen bedeutet dies das Praktizieren einer bestimmten Religion, für andere das Finden von Sinn und Zweck im Leben durch Meditation, Naturverbundenheit oder kreativen Ausdruck. Spiritualität, in welcher Form auch immer, kann uns helfen, mit uns selbst und der Welt um uns herum in Einklang zu kommen.
Selbstfürsorge im Alltag integrieren

Selbstfürsorge muss nicht kompliziert oder zeitaufwändig sein. Sie kann in kleinen, aber regelmäßigen Ritualen verwirklicht werden, die in den Alltag integriert werden. Hier sind einige Möglichkeiten, wie Sie Selbstfürsorge zu einem festen Bestandteil Ihres täglichen Lebens machen können: Morgenrituale: Beginnen Sie den Tag mit einer Routine, die Ihnen Freude bereitet und Sie auf positive Weise auf den Tag einstimmt. Dies könnte eine kurze Meditation sein, das Lesen einer inspirierenden Passage, oder eine einfache Yoga-Übung, um den Körper zu wecken. Pausen einplanen: Im Laufe des Tages ist es wichtig, regelmäßige Pausen einzulegen, um durchzuatmen und sich zu erholen. Selbst kurze Pausen von wenigen Minuten können helfen, den Geist zu klären und neue Energie zu tanken. Abendrituale: Der Übergang vom geschäftigen Tag in den ruhigen Abend sollte bewusst gestaltet werden. Ein entspannendes Bad, das Lesen eines Buches oder das Schreiben in ein Tagebuch können helfen, den Tag abzuschließen und sich auf eine erholsame Nacht vorzubereiten. Grenzen setzen: Ein wichtiger Aspekt der Selbstfürsorge ist es, klare Grenzen zu setzen – sowohl im beruflichen als auch im privaten Bereich. Lernen Sie, „Nein" zu sagen, wenn Ihre Energiereserven erschöpft sind, und schützen Sie Ihre Zeit und Ihren Raum, um sich selbst die Fürsorge zu geben, die Sie brauchen. Dankbarkeit praktizieren: Die Praxis der Dankbarkeit ist ein kraftvolles Werkzeug, um das eigene Wohlbefinden zu steigern. Nehmen Sie sich jeden Tag Zeit, um sich auf die positiven Dinge in

Ihrem Leben zu konzentrieren und Dankbarkeit für das auszudrücken, was Sie haben.

Herausforderungen und wie man ihnen begegnet

Selbstfürsorge ist eine lebenslange Praxis, die kontinuierliche Aufmerksamkeit und Anpassung erfordert. Es ist normal, dass es Zeiten gibt, in denen es schwierig ist, für sich selbst zu sorgen – sei es aufgrund von Stress, Überlastung oder äußeren Umständen. In diesen Momenten ist es besonders wichtig, sich daran zu erinnern, dass Selbstfürsorge kein Luxus ist, sondern eine Notwendigkeit. Wenn Sie feststellen, dass Sie Ihre Selbstfürsorge vernachlässigt haben, nehmen Sie dies als ein Zeichen, um innezuhalten und neu zu beginnen. Es ist nie zu spät, wieder damit anzufangen, für sich selbst zu sorgen, und jeder kleine Schritt in Richtung Selbstfürsorge ist wertvoll.

Die langfristigen Vorteile der Selbstfürsorge

Die kontinuierliche Praxis der Selbstfürsorge hat langfristige Vorteile, die weit über das unmittelbare Wohlbefinden hinausgehen. Sie stärkt unsere Widerstandsfähigkeit gegenüber Stress, fördert unsere emotionale Stabilität und hilft uns, ein tieferes Verständnis und eine stärkere Verbindung zu uns selbst zu entwickeln. Selbstfürsorge ermöglicht es uns, unser Leben bewusster, erfüllter und authentischer zu leben.

Kapitel 5: Die Kunst der Selbstreflexion

Selbstreflexion ist eine der tiefgründigsten und wirkungsvollsten Praktiken auf dem Weg zu einem bewussten und erfüllten Leben. Sie bietet uns die Möglichkeit, innezuhalten, nach innen zu schauen und unsere Gedanken, Gefühle und Verhaltensweisen zu überprüfen. Durch Selbstreflexion können wir verstehen, warum wir auf bestimmte Weise handeln, welche Muster uns prägen und wie wir uns weiterentwickeln können.

Was ist Selbstreflexion?

Selbstreflexion bedeutet, sich selbst bewusst zu beobachten und zu hinterfragen. Es ist ein Prozess, in dem wir uns Zeit nehmen, um über unsere Erfahrungen, Entscheidungen und Emotionen nachzudenken. Dabei geht es nicht darum, sich selbst zu verurteilen, sondern darum, ehrlich und mitfühlend zu erkennen, was in uns vorgeht. Selbstreflexion ermöglicht es uns, aus unseren Erfahrungen zu lernen und uns in eine Richtung zu bewegen, die mehr im Einklang mit unseren Werten und Zielen steht. In der heutigen schnelllebigen Welt neigen viele Menschen dazu, einfach weiterzumachen, ohne innezuhalten und darüber nachzudenken, wie ihre Handlungen und Entscheidungen sie beeinflussen. Doch ohne Selbstreflexion ist es leicht, in alte Muster zu verfallen und sich im Kreislauf der Gewohnheit zu verlieren. Selbstreflexion erfordert Mut und Ehrlichkeit, da wir uns mit Aspekten von uns selbst konfrontieren, die möglicherweise unbequem oder schmerzhaft sind.

Die Vorteile der Selbstreflexion

Selbstreflexion bietet eine Fülle von Vorteilen, die weit über das bloße Nachdenken hinausgehen. Hier sind einige der wichtigsten: Selbstbewusstsein: Durch regelmäßige Selbstreflexion entwickeln wir ein tieferes Verständnis für uns selbst. Wir erkennen unsere Stärken, Schwächen, Werte und Überzeugungen klarer und können dadurch bewusster Entscheidungen treffen. Persönliches Wachstum: Selbstreflexion ist ein entscheidender Schritt auf dem Weg zu persönlichem Wachstum. Sie ermöglicht es uns, unsere Verhaltensweisen zu analysieren und zu hinterfragen, um herauszufinden, wo wir uns verbessern können und was uns daran hindert, unser volles Potenzial auszuschöpfen. Bessere Entscheidungen: Wenn wir uns regelmäßig Zeit für Selbstreflexion nehmen, können wir klarere und durchdachtere Entscheidungen treffen. Wir können erkennen, welche Entscheidungen im Einklang mit unseren langfristigen Zielen stehen und welche uns von unserem Weg abbringen.

Verbesserte Beziehungen: Selbstreflexion hilft uns auch dabei, unsere Beziehungen zu anderen zu verbessern. Indem wir uns selbst besser verstehen, können wir auch unsere Interaktionen mit anderen klarer sehen und erkennen, wie unser Verhalten die Beziehungen beeinflusst.

Praktiken der Selbstreflexion

Es gibt verschiedene Methoden, um Selbstreflexion in den Alltag zu integrieren. Hier sind einige Ansätze, die Ihnen helfen können, eine regelmäßige Praxis der Selbstreflexion zu entwickeln: Tagebuch schreiben: Das Führen eines Tagebuchs ist eine kraftvolle Methode zur Selbstreflexion. Indem Sie Ihre Gedanken und Gefühle aufschreiben, können Sie Muster erkennen und Klarheit über Ihre inneren Prozesse gewinnen. Sie können das Tagebuch nutzen, um über den Tag nachzudenken, bestimmte Ereignisse zu reflektieren oder Ihre langfristigen Ziele und Träume zu dokumentieren. Meditation: Meditation ist eine weitere effektive Methode, um sich mit sich selbst zu verbinden und Klarheit zu gewinnen. Durch Meditation können Sie lernen, Ihre Gedanken und Gefühle zu beobachten, ohne sich von ihnen mitreißen zu lassen. Dies kann Ihnen helfen, tieferes Verständnis und inneren Frieden zu finden. Reflexionsfragen: Eine strukturierte Methode der Selbstreflexion besteht darin, sich gezielt bestimmte Fragen zu stellen. Diese Fragen können darauf abzielen, vergangene Ereignisse, Ihre Werte oder Ihre langfristigen Ziele zu erkunden. Beispiele für Reflexionsfragen sind: „Was habe ich heute gelernt?", „Wie habe ich mich in dieser Situation gefühlt?" oder „Was sind meine größten Herausforderungen?" Feedback einholen: Manchmal kann es hilfreich sein, die Perspektive anderer einzubeziehen, um ein vollständigeres Bild von sich selbst zu bekommen. Bitten Sie vertrauenswürdige Freunde, Kollegen oder einen Coach um ehrliches Feedback zu Ihrem Verhalten und Ihren

Entscheidungen. Dieses Feedback kann wertvolle Einsichten bieten, die Sie in Ihre Selbstreflexion einbeziehen können. Rückblick auf Erfolge und Misserfolge: Es ist wichtig, sowohl Erfolge als auch Misserfolge in die Selbstreflexion einzubeziehen. Erfolge können uns zeigen, was gut funktioniert und was wir beibehalten sollten. Misserfolge hingegen bieten die Möglichkeit, aus Fehlern zu lernen und sich weiterzuentwickeln. Indem wir beide Seiten reflektieren, können wir ein ausgewogenes Bild von uns selbst und unserem Weg gewinnen.

Herausforderungen der Selbstreflexion

Obwohl Selbstreflexion viele Vorteile bietet, kann sie auch herausfordernd sein. Es erfordert Mut, sich den eigenen Schwächen und Fehlern zu stellen, und es kann unangenehm sein, die weniger angenehmen Aspekte des eigenen Lebens zu betrachten. Doch genau diese Auseinandersetzung ist es, die uns wachsen lässt. Ein weiteres Hindernis für die Selbstreflexion ist die Zeit. In unserem geschäftigen Alltag kann es schwer sein, sich regelmäßig Zeit für sich selbst zu nehmen. Doch die Investition in diese Praxis lohnt sich. Selbst kurze Momente der Reflexion, sei es morgens beim Kaffee oder abends vor dem Schlafengehen, können einen großen Unterschied machen. Es ist auch wichtig, Selbstreflexion mit Mitgefühl zu üben. Seien Sie sich bewusst, dass der Prozess der Selbstentdeckung Zeit braucht und dass es in Ordnung ist, nicht immer alle Antworten sofort zu haben. Seien Sie sanft zu sich selbst, während Sie diesen Weg beschreiten.

Die fortlaufende Reise der Selbstreflexion

Selbstreflexion ist kein einmaliger Akt, sondern eine fortlaufende Reise. Sie ist ein Werkzeug, das uns dabei hilft, uns kontinuierlich weiterzuentwickeln und unser Leben bewusster zu gestalten. Indem wir regelmäßig innehalten und reflektieren, können wir sicherstellen, dass wir auf dem richtigen Weg bleiben und unser Leben im Einklang mit unseren tiefsten Werten und Zielen führen. In der Selbstreflexion liegt die Kraft, uns selbst besser kennenzulernen, alte Muster zu durchbrechen und ein Leben zu führen, das wirklich unser eigenes ist. Sie eröffnet uns die Möglichkeit, bewusste Entscheidungen zu treffen und ein tieferes Verständnis für das, was uns antreibt, zu entwickeln.

Kapitel 6: Die Bedeutung von Beziehungen und Verbindungen

Der Mensch ist von Natur aus ein soziales Wesen. Unsere Beziehungen und Verbindungen zu anderen Menschen prägen unser Leben in vielerlei Hinsicht. Sie bieten uns Unterstützung, Freude und Sinn, können aber auch Herausforderungen und Konflikte mit sich bringen. In diesem Kapitel beleuchten wir, wie wichtig es ist, bewusste und gesunde Beziehungen zu pflegen und welche Rolle Verbindungen in unserem Leben spielen.

Warum Beziehungen so wichtig sind

Zwischenmenschliche Beziehungen sind von entscheidender Bedeutung für unser emotionales und psychisches Wohlbefinden. Sie bieten uns nicht nur Gesellschaft und Geborgenheit, sondern auch eine Plattform für persönliches Wachstum und Entwicklung. In Beziehungen lernen wir, uns selbst besser zu verstehen, andere zu respektieren und Mitgefühl zu entwickeln. Gesunde Beziehungen fördern unser Glück und unsere Zufriedenheit, während schwierige oder toxische Beziehungen unser Wohlbefinden stark beeinträchtigen können. Deshalb ist es wichtig, sich bewusst mit den Menschen zu umgeben, die uns guttun, und Beziehungen zu pflegen, die auf gegenseitigem Respekt und Verständnis basieren.

Die verschiedenen Arten von Beziehungen

Beziehungen gibt es in vielen Formen, und jede Art hat ihre eigene Bedeutung und Dynamik: Familienbeziehungen: Die Beziehungen zu unseren Eltern, Geschwistern und Verwandten sind oft die ersten und prägendsten Verbindungen in unserem Leben. Sie beeinflussen unser Selbstbild, unsere Werte und unsere Einstellung zu anderen Menschen. Obwohl familiäre Beziehungen manchmal kompliziert sein können, sind sie oft eine wichtige Quelle der Unterstützung und Sicherheit. Freundschaften: Freunde sind die Familie, die wir uns selbst aussuchen. Freundschaften bieten uns die Möglichkeit, uns mit Gleichgesinnten auszutauschen, uns verstanden zu fühlen und gemeinsame Interessen zu teilen. Eine starke Freundschaft kann eine Quelle des Trostes und der Freude sein, insbesondere in schwierigen Zeiten. Romantische Beziehungen: Romantische Partnerschaften sind eine besondere Form der Beziehung, die tiefgreifende emotionale und körperliche Intimität beinhaltet. Sie können eine immense Quelle von Glück und Erfüllung sein, erfordern aber auch Arbeit, Verständnis und Kompromisse, um dauerhaft zu bestehen. Berufliche Beziehungen: Auch die Beziehungen am Arbeitsplatz sind von großer Bedeutung. Sie beeinflussen unsere berufliche Zufriedenheit und unseren Erfolg. Ein harmonisches Arbeitsumfeld, in dem Respekt und Zusammenarbeit gefördert werden, trägt maßgeblich zu einem positiven beruflichen Erlebnis bei. Gemeinschaftliche Beziehungen: Beziehungen zu Menschen in unserer Gemeinschaft – seien es

Nachbarn, Vereinsmitglieder oder Bekannte – bereichern unser soziales Leben und stärken unser Gefühl der Zugehörigkeit. Gemeinschaftliche Verbindungen fördern den sozialen Zusammenhalt und tragen dazu bei, dass wir uns als Teil eines größeren Ganzen fühlen.
Die Pflege von Beziehungen

Gesunde Beziehungen entstehen nicht von selbst; sie erfordern Pflege und Aufmerksamkeit. Hier sind einige grundlegende Prinzipien, um starke und erfüllende Verbindungen aufzubauen und aufrechtzuerhalten: Kommunikation: Offene und ehrliche Kommunikation ist das Fundament jeder guten Beziehung. Es ist wichtig, seine Gefühle, Bedürfnisse und Gedanken klar zu äußern und gleichzeitig aufmerksam zuzuhören, wenn andere sprechen. Missverständnisse können oft vermieden werden, wenn wir uns die Zeit nehmen, wirklich zuzuhören und auf die Perspektiven anderer einzugehen. Vertrauen: Vertrauen ist das Herzstück jeder engen Beziehung. Es entsteht durch Ehrlichkeit, Verlässlichkeit und das Einhalten von Versprechen. Vertrauen aufzubauen kann Zeit brauchen, aber es kann durch wenige falsche Schritte schnell zerstört werden. Daher ist es wichtig, in Beziehungen immer authentisch und vertrauenswürdig zu sein. Empathie: Die Fähigkeit, sich in die Lage anderer zu versetzen und ihre Gefühle nachzuvollziehen, ist essenziell für das Verständnis und die Unterstützung in einer Beziehung. Empathie ermöglicht es uns, tiefere Verbindungen zu anderen aufzubauen und Konflikte auf eine respektvolle Weise zu lösen. Gemeinsame Zeit: Beziehungen wachsen und gedeihen durch gemeinsam verbrachte Zeit. Ob es sich um tiefgründige Gespräche, gemeinsame Aktivitäten oder einfache Alltagsmomente handelt – die Zeit, die wir mit unseren Lieben verbringen, stärkt unsere Bindungen und schafft unvergessliche Erinnerungen.

Grenzen respektieren: Gesunde Beziehungen basieren auf dem Respektieren der persönlichen Grenzen des anderen. Es ist wichtig, die individuellen Bedürfnisse und Freiräume des Partners oder Freundes zu achten und sicherzustellen, dass die Beziehung auf gegenseitigem Respekt basiert.

Der Umgang mit Konflikten

Konflikte sind ein natürlicher Teil jeder Beziehung. Sie können entstehen, wenn unterschiedliche Bedürfnisse, Werte oder Erwartungen aufeinanderprallen. Der Schlüssel zu einer gesunden Beziehung liegt nicht darin, Konflikte zu vermeiden, sondern darin, wie wir mit ihnen umgehen. Hier sind einige Strategien, um Konflikte konstruktiv zu lösen: Konstruktive Kommunikation: Anstatt Vorwürfe zu machen oder in die Defensive zu gehen, sollten wir versuchen, den Konflikt auf eine konstruktive Weise anzusprechen. Dies bedeutet, die eigenen Gefühle klar und ruhig auszudrücken und gleichzeitig offen für die Sichtweise des anderen zu sein. Kompromissbereitschaft: In vielen Fällen erfordert die Lösung eines Konflikts Kompromissbereitschaft. Es ist wichtig, flexibel zu sein und nach einer Lösung zu suchen, die für beide Seiten akzeptabel ist. Vergebung: Jeder macht Fehler, und Vergebung ist ein wesentlicher Bestandteil jeder langfristigen Beziehung. Dies bedeutet nicht, schädliches Verhalten zu akzeptieren, sondern die Bereitschaft zu haben, nach einem Fehler weiterzumachen und die Beziehung zu heilen. Professionelle Hilfe: In manchen Fällen kann es hilfreich sein, professionelle Unterstützung in Anspruch zu nehmen, um einen Konflikt zu lösen. Ein Therapeut oder Berater kann dabei helfen, die Kommunikation zu verbessern und neue Wege zur Lösung von Problemen zu finden.

Beziehungen und das eigene Wohlbefinden

Unsere Beziehungen haben einen direkten Einfluss auf unser Wohlbefinden. Positive und unterstützende Beziehungen können uns helfen, Stress zu bewältigen, unser Selbstwertgefühl zu stärken und unser Leben insgesamt erfüllter zu gestalten. Andererseits können toxische Beziehungen unser Selbstbild und unsere Lebensqualität erheblich beeinträchtigen. Es ist daher wichtig, sich bewusst für Beziehungen zu entscheiden, die unser Leben bereichern, und sich von solchen zu distanzieren, die uns schaden. Dies erfordert oft Mut und Selbstreflexion, aber es ist ein wesentlicher Schritt, um ein gesundes und glückliches Leben zu führen.

Die Kunst der Verbindung

Verbindungen gehen über individuelle Beziehungen hinaus. Sie beziehen sich auf unser allgemeines Gefühl der Verbundenheit mit anderen und der Welt um uns herum. Eine starke Verbindung zu unseren Mitmenschen, unserer Gemeinschaft und sogar zur Natur kann unser Leben tiefgreifend bereichern. Indem wir uns bemühen, echte Verbindungen aufzubauen, können wir unser Leben mit Bedeutung und Freude füllen. Diese Verbindungen bieten uns Unterstützung in schwierigen Zeiten und helfen uns, die Höhen und Tiefen des Lebens mit mehr Zuversicht und Stärke zu meistern.

Kapitel 7: Die Kraft des positiven Denkens

Positives Denken ist weit mehr als nur eine optimistische Einstellung. Es ist eine mächtige innere Haltung, die das Potenzial hat, unser Leben tiefgreifend zu verändern. Indem wir unsere Gedanken bewusst in eine positive Richtung lenken, können wir nicht nur unser eigenes Wohlbefinden steigern, sondern auch die Art und Weise, wie wir mit den Herausforderungen des Lebens umgehen, verbessern. In diesem Kapitel erkunden wir, wie positive Gedanken unser Leben bereichern können und wie wir eine solche Haltung kultivieren können.

Was ist positives Denken?

Positives Denken bedeutet, sich auf die guten Seiten des Lebens zu konzentrieren und optimistisch in die Zukunft zu blicken. Es geht darum, in jeder Situation nach dem Silberstreif am Horizont zu suchen, anstatt sich auf das Negative zu fixieren. Positives Denken ist nicht dasselbe wie unrealistischer Optimismus; es ist vielmehr eine bewusste Entscheidung, das Beste aus jeder Situation zu machen und Herausforderungen als Chancen für Wachstum zu sehen. Positives Denken beeinflusst unsere Emotionen, unsere Gesundheit und unser Verhalten. Menschen, die positiv denken, neigen dazu, glücklicher, gesünder und erfolgreicher zu sein. Sie sehen Herausforderungen als Gelegenheiten zur Verbesserung, anstatt sich von ihnen überwältigen zu lassen.

Die Auswirkungen von positivem Denken

Die Forschung zeigt, dass eine positive Denkweise zahlreiche Vorteile für unser Leben hat. Hier sind einige der wichtigsten Auswirkungen: Bessere psychische Gesundheit: Positives Denken kann Stress und Angst reduzieren, was zu einer besseren psychischen Gesundheit führt. Menschen, die positiv denken, sind in der Regel widerstandsfähiger gegenüber den Herausforderungen des Lebens und erholen sich schneller von Rückschlägen. Stärkere Beziehungen: Eine positive Einstellung fördert harmonische und erfüllende Beziehungen. Menschen fühlen sich zu optimistischen und aufgeschlossenen Menschen hingezogen, was die Qualität und Tiefe von Freundschaften und Partnerschaften verbessern kann. Erhöhte körperliche Gesundheit: Positives Denken hat nachweislich positive Auswirkungen auf die körperliche Gesundheit. Es kann das Immunsystem stärken, den Blutdruck senken und das Risiko von Herzkrankheiten verringern. Menschen mit einer positiven Einstellung leben oft länger und genießen eine bessere Lebensqualität. Mehr Erfolg im Leben: Optimisten sind oft erfolgreicher, weil sie Herausforderungen als Möglichkeiten sehen, zu lernen und zu wachsen. Sie geben nicht so leicht auf und sind bereit, Risiken einzugehen, was oft zu größeren beruflichen und persönlichen Erfolgen führt.
Wie man positives Denken kultiviert

Positives Denken ist eine Gewohnheit, die man lernen und entwickeln kann. Hier sind einige Strategien, um eine positive Denkweise zu fördern: Selbstgespräche beobachten: Unser innerer Dialog – die Art und Weise, wie wir mit uns selbst sprechen – hat einen großen Einfluss auf unsere Gedanken und Gefühle. Achten Sie darauf, wie Sie mit sich selbst sprechen, und ersetzen Sie negative Gedanken durch positive Affirmationen. Wenn Sie beispielsweise denken: „Das schaffe ich nie", ändern Sie es in: „Ich werde mein Bestes geben und daraus lernen." Dankbarkeit üben: Dankbarkeit ist eine kraftvolle Methode, um positives Denken zu fördern. Indem Sie sich regelmäßig Zeit nehmen, um über die Dinge nachzudenken, für die Sie dankbar sind, lenken Sie Ihren Fokus auf das Positive in Ihrem Leben. Dies kann in Form eines Dankbarkeitstagebuchs geschehen, in dem Sie täglich ein paar Dinge aufschreiben, für die Sie dankbar sind. Positives Umfeld schaffen: Umgeben Sie sich mit positiven Menschen, die Sie ermutigen und inspirieren. Ein unterstützendes soziales Umfeld kann einen großen Unterschied in Ihrer Denkweise machen. Vermeiden Sie negative Einflüsse, die Sie herunterziehen könnten, und suchen Sie nach Menschen und Aktivitäten, die Ihr Leben bereichern. Achtsamkeit praktizieren: Achtsamkeit hilft Ihnen, im gegenwärtigen Moment zu bleiben und sich nicht in negativen Gedankenmustern zu verlieren. Durch Achtsamkeit können Sie lernen, Ihre Gedanken zu beobachten, ohne von ihnen mitgerissen zu werden. Dies ermöglicht es Ihnen, bewusster und positiver auf

Herausforderungen zu reagieren. Visualisierung: Visualisieren Sie regelmäßig positive Ergebnisse und Erfolgserlebnisse. Indem Sie sich vorstellen, wie Sie Ihre Ziele erreichen und Ihre Träume verwirklichen, programmieren Sie Ihr Unterbewusstsein auf Erfolg und Positivität.

Herausforderungen des positiven Denkens

Obwohl positives Denken viele Vorteile bietet, ist es nicht immer einfach, eine solche Haltung beizubehalten, besonders in schwierigen Zeiten. Es ist wichtig zu verstehen, dass positives Denken nicht bedeutet, negative Gefühle zu unterdrücken oder die Realität zu ignorieren. Stattdessen geht es darum, trotz Herausforderungen optimistisch zu bleiben und sich auf Lösungen statt auf Probleme zu konzentrieren.

Ein weiteres Hindernis für positives Denken kann das Umfeld sein. Wenn wir von negativen Menschen oder Situationen umgeben sind, kann es schwerfallen, eine positive Einstellung zu bewahren. In solchen Fällen ist es wichtig, bewusst zu entscheiden, wie wir auf diese Einflüsse reagieren und welche Gedanken wir zulassen. Positives Denken erfordert Übung und Geduld. Es ist ein Prozess, der Zeit braucht, um sich zu entwickeln und zu festigen. Selbst die positivsten Menschen haben Tage, an denen sie kämpfen und sich niedergeschlagen fühlen. Der Schlüssel liegt darin, sich immer wieder daran zu erinnern, dass man die Kontrolle über seine Gedanken hat und dass es immer einen Weg gibt, das Positive in einer Situation zu finden.

Die langfristigen Vorteile positiven Denkens

Langfristig kann positives Denken das Leben auf tiefgreifende Weise verändern. Es hilft uns, ein Gefühl der Zufriedenheit und des inneren Friedens zu entwickeln, unabhängig von den äußeren Umständen. Es ermöglicht uns, Resilienz aufzubauen und Herausforderungen mit Zuversicht und Entschlossenheit zu begegnen. Menschen, die positives Denken praktizieren, neigen dazu, ein erfüllteres und erfolgreicheres Leben zu führen. Sie sind in der Lage, ihre Ziele zu erreichen, gesunde Beziehungen zu pflegen und ein höheres Maß an Lebensqualität zu genießen. Positives Denken öffnet die Tür zu unzähligen Möglichkeiten und hilft uns, das Beste aus unserem Leben zu machen.

Schlussgedanken

Positives Denken ist eine mächtige Lebensphilosophie, die uns dabei hilft, die Herausforderungen des Lebens zu meistern und ein erfüllteres Leben zu führen. Indem wir unsere Gedanken bewusst in eine positive Richtung lenken, können wir nicht nur unser eigenes Wohlbefinden verbessern, sondern auch die Welt um uns herum positiv beeinflussen. Es ist nie zu spät, mit positivem Denken zu beginnen und die vielen Vorteile zu erleben, die es mit sich bringt.

Kapitel 8: Selbstreflexion und persönliches Wachstum

Selbstreflexion ist ein kraftvolles Werkzeug auf dem Weg zu persönlichem Wachstum und Erfüllung. Sie ermöglicht es uns, unser Leben aus einer tieferen Perspektive zu betrachten, unsere Gedanken, Gefühle und Handlungen zu hinterfragen und daraus zu lernen. In diesem Kapitel erkunden wir die Bedeutung von Selbstreflexion und wie sie uns helfen kann, unser volles Potenzial zu entfalten und ein erfülltes Leben zu führen.

Was ist Selbstreflexion?

Selbstreflexion ist der Prozess des Nachdenkens über die eigenen Erfahrungen, Überzeugungen und Verhaltensweisen. Es geht darum, innezuhalten und sich bewusst mit sich selbst auseinanderzusetzen, um ein besseres Verständnis für die eigenen Gedanken und Gefühle zu entwickeln. Durch Selbstreflexion gewinnen wir Einblicke in unsere Stärken, Schwächen, Werte und Ziele, was uns wiederum ermöglicht, fundierte Entscheidungen zu treffen und unser Leben bewusst zu gestalten. Selbstreflexion bedeutet, sich selbst zu hinterfragen und ehrlich zu sich zu sein. Es erfordert Mut, sich den eigenen Schwächen und Fehlern zu stellen, aber es ist ein entscheidender Schritt, um persönliches Wachstum zu fördern. Durch Reflexion können wir aus unseren Erfahrungen lernen und uns kontinuierlich weiterentwickeln.

Die Bedeutung von Selbstreflexion für persönliches Wachstum

Die Bedeutung von Selbstreflexion für persönliches Wachstum

Persönliches Wachstum ist ein fortlaufender Prozess, der Selbstreflexion erfordert. Indem wir regelmäßig innehalten und über unser Leben nachdenken, können wir unsere Fortschritte bewerten, uns neu ausrichten und uns auf die Bereiche konzentrieren, in denen wir wachsen möchten. Selbstreflexion hilft uns, bewusste Entscheidungen zu treffen, die im Einklang mit unseren Werten und Zielen stehen. Selbsterkenntnis: Selbstreflexion fördert die Selbsterkenntnis, indem sie uns hilft, uns selbst besser zu verstehen. Wir erkennen unsere Stärken, auf die wir aufbauen können, und unsere Schwächen, an denen wir arbeiten können. Diese Erkenntnisse sind der Schlüssel, um bewusste Veränderungen in unserem Leben vorzunehmen und persönliches Wachstum zu fördern. Zielsetzung und -erreichung: Selbstreflexion ermöglicht es uns, unsere Ziele klarer zu definieren und die Schritte zu identifizieren, die erforderlich sind, um diese zu erreichen. Indem wir regelmäßig über unsere Fortschritte nachdenken, können wir unsere Strategien anpassen und sicherstellen, dass wir auf dem richtigen Weg sind. Fehler und Lernen: Niemand ist perfekt, und jeder macht Fehler. Selbstreflexion bietet uns die Möglichkeit, aus unseren Fehlern zu lernen, anstatt uns von ihnen entmutigen zu lassen. Indem wir unsere Handlungen reflektieren, können wir herausfinden, was schiefgelaufen ist, und uns überlegen, wie wir es beim nächsten Mal besser machen können. Emotionale Intelligenz: Durch Selbstreflexion entwickeln wir ein tieferes Verständnis für unsere eigenen Emotionen und die der anderen. Dies verbessert unsere emotionale

Intelligenz und ermöglicht es uns, in unseren Beziehungen bewusster und mitfühlender zu handeln. Techniken der Selbstreflexion Es gibt verschiedene Techniken, die uns helfen können, Selbstreflexion in unser tägliches Leben zu integrieren. Hier sind einige Ansätze, die sich bewährt haben: Journaling: Das Führen eines Tagebuchs ist eine der effektivsten Methoden zur Selbstreflexion. Indem wir unsere Gedanken und Gefühle aufschreiben, können wir sie klarer sehen und besser verstehen. Journaling hilft uns auch, Muster in unserem Verhalten zu erkennen und unsere Fortschritte im Laufe der Zeit zu verfolgen. Meditation: Meditation ist eine Praxis, die es uns ermöglicht, in einen Zustand der inneren Ruhe und Klarheit zu gelangen. Durch Meditation können wir unsere Gedanken beobachten, ohne uns von ihnen mitreißen zu lassen. Dies fördert eine tiefergehende Selbstreflexion und hilft uns, ein Gefühl der inneren Balance zu entwickeln. Feedback einholen: Der Austausch mit anderen Menschen kann ebenfalls ein wertvolles Mittel zur Selbstreflexion sein. Indem wir Feedback von vertrauenswürdigen Freunden, Kollegen oder Mentoren einholen, können wir neue Perspektiven auf uns selbst gewinnen und Bereiche identifizieren, in denen wir uns verbessern können. Fragen stellen: Das Stellen von tiefgründigen Fragen an sich selbst ist ein zentraler Bestandteil der Selbstreflexion. Fragen wie „Was sind meine größten Stärken und Schwächen?", „Welche Werte sind mir am wichtigsten?" und „Was möchte ich im Leben erreichen?" können helfen, Klarheit über die eigene

Identität und die eigenen Ziele zu gewinnen. Rückblick und Auswertung: Nehmen Sie sich regelmäßig Zeit, um über vergangene Erfahrungen nachzudenken und diese zu bewerten. Dies kann monatlich, vierteljährlich oder jährlich geschehen und hilft, Ihre Fortschritte zu verfolgen und sich neu auszurichten.

Die Herausforderungen der Selbstreflexion

Obwohl Selbstreflexion viele Vorteile bietet, kann sie auch herausfordernd sein. Es ist nicht immer einfach, sich mit den eigenen Schwächen oder Fehlern auseinanderzusetzen. Selbstkritik kann überwältigend sein, wenn sie nicht in einem gesunden Rahmen stattfindet. Es ist wichtig, sich daran zu erinnern, dass Selbstreflexion nicht bedeutet, sich selbst zu verurteilen, sondern sich selbst zu verstehen und zu akzeptieren. Ein weiteres Hindernis für Selbstreflexion kann Zeitmangel sein. In unserem hektischen Alltag kann es schwierig sein, Momente der Stille und Besinnung zu finden. Dennoch ist es wichtig, sich bewusst Zeit für Selbstreflexion zu nehmen, auch wenn es nur ein paar Minuten am Tag sind. Diese Investition in sich selbst kann langfristig zu bedeutendem Wachstum und Wohlbefinden führen.

Der Weg zu nachhaltigem Wachstum

Selbstreflexion ist kein einmaliger Akt, sondern ein kontinuierlicher Prozess, der uns auf dem Weg zu nachhaltigem persönlichem Wachstum begleitet. Indem wir uns regelmäßig Zeit nehmen, um über unser Leben nachzudenken, können wir unser Bewusstsein erweitern, unsere Ziele neu ausrichten und unsere innere Stärke aufbauen. Langfristig führt dieser Prozess zu einer tieferen Verbindung mit uns selbst und einer größeren Zufriedenheit im Leben. Wir lernen, uns selbst zu akzeptieren, uns zu schätzen und bewusst an den Bereichen zu arbeiten, in denen wir uns verbessern möchten.

Die Rolle der Selbstreflexion in der Lebensführung

Selbstreflexion ist nicht nur ein Mittel zur persönlichen Weiterentwicklung, sondern auch ein Schlüssel zur bewussten Lebensführung. Sie hilft uns, im Einklang mit unseren Werten zu leben, authentische Entscheidungen zu treffen und ein erfülltes Leben zu führen. Durch Selbstreflexion können wir unser Leben aktiv gestalten und sicherstellen, dass wir auf dem Weg sind, den wir wirklich gehen möchten. Selbstreflexion ermöglicht es uns, aus der Routine des Alltags auszubrechen und unser Leben aus einer neuen Perspektive zu betrachten. Sie bietet uns die Möglichkeit, innezuhalten, Bilanz zu ziehen und die Richtung, in die wir gehen, bewusst zu wählen. Dies ist der Schlüssel zu einem Leben voller Sinn, Erfüllung und persönlichem Wachstum.

Kapitel 9: Die innere Transformation

Mit jedem Schritt, den wir in unserem Leben machen, kommen wir einem tieferen Verständnis unserer selbst näher. Wir beginnen zu erkennen, dass der Weg zur Selbstakzeptanz nicht nur darin besteht, unsere Fehler zu akzeptieren, sondern auch, unsere Stärken zu erkennen und zu feiern. In diesem Kapitel möchte ich die Bedeutung der inneren Transformation hervorheben. Es ist nicht immer ein lauter, offensichtlicher Wandel, sondern oft eine stille, innere Bewegung, die von kleinen Veränderungen im Denken und Fühlen geprägt ist.

Die Kraft der kleinen Schritte

Wir leben in einer Welt, die uns oft schnelle Lösungen verspricht. Doch echte Veränderungen geschehen selten über Nacht. Sie erfordern Geduld, Mitgefühl mit uns selbst und den Mut, immer wieder kleine Schritte in Richtung des eigenen Wachstums zu machen. Es sind diese kleinen Schritte – das tägliche Üben von Achtsamkeit, das bewusste Loslassen negativer Gedanken, das stille Genießen von Momenten der Ruhe – die unsere Seele nähren und uns auf eine tiefere Reise zu uns selbst mitnehmen.

Vertrauen in den eigenen Prozess

Während wir durch schwierige Phasen unseres Lebens gehen, neigen wir dazu, die Kontrolle über den Ausgang der Dinge zu suchen. Doch wahre Transformation geschieht oft genau dann, wenn wir loslassen. Wenn wir uns erlauben, dem Fluss des Lebens zu vertrauen und darauf zu vertrauen, dass wir in jedem Moment das Beste tun. Vertrauen in den eigenen Prozess bedeutet, zu akzeptieren, dass der Weg nicht immer gerade ist. Es wird Momente des Zweifels geben, Zeiten, in denen wir das Gefühl haben, rückwärts zu gehen. Doch all dies ist Teil der Reise.

Heilung durch Selbstvergebung

Ein bedeutender Teil der inneren Transformation besteht darin, die Vergangenheit loszulassen. Viele von uns tragen Schuldgefühle oder Bedauern mit sich, die tief in unserem Herzen verwurzelt sind. Es sind nicht immer die großen Fehler, die uns belasten – oft sind es die kleinen, wiederkehrenden Gedanken, die uns daran hindern, weiterzugehen. Selbstvergebung ist ein mächtiges Werkzeug auf diesem Weg. Es bedeutet nicht, dass wir unsere Fehler ignorieren, sondern dass wir lernen, aus ihnen zu wachsen, anstatt uns durch sie definieren zu lassen. Es ist die Erkenntnis, dass jeder Fehler eine Chance zur Reflexion und zum Lernen bietet. Übung zur Selbstvergebung:

Schreibe eine Liste der Dinge auf, die du dir selbst nicht vergeben hast. Gehe jede Situation durch und frage dich: „Was habe ich aus dieser Erfahrung gelernt?" Schließe die Übung mit einer positiven Bestätigung ab, wie zum Beispiel: „Ich vergebe mir und erkenne, dass ich heute eine bessere Version meiner selbst bin."

Verbindungen mit anderen stärken

Ein weiterer wesentlicher Bestandteil der inneren Transformation ist die Fähigkeit, tiefere und authentischere Verbindungen mit den Menschen um uns herum zu schaffen. Wenn wir lernen, uns selbst zu lieben und zu akzeptieren, wird es auch leichter, echte Beziehungen zu pflegen. Verbindungen wachsen aus Verständnis, Empathie und der Fähigkeit, anderen Raum zu geben, sie selbst zu sein. Zu oft erwarten wir von anderer Perfektion oder projizieren unsere eigenen Unsicherheiten auf sie. Der Weg zur echten Verbindung liegt darin, die Menschen so zu sehen, wie sie wirklich sind – in all ihrer Unvollkommenheit.

Praktische Tipps für tiefere Verbindungen:

Nimm dir jeden Tag Zeit, wirklich zuzuhören, ohne den Drang zu haben, sofort zu reagieren oder zu urteilen.

Übe dich in Empathie, indem du dich fragst: „Wie fühlt sich der andere in diesem Moment?"

Lerne, Grenzen zu setzen und gleichzeitig liebevoll und präsent zu bleiben.

Die Kontinuität des Wachstums

Innere Transformation ist ein ständiger Prozess. Es gibt keinen Endpunkt, an dem wir „vollständig" sind. Stattdessen geht es darum, immer wieder kleine Schritte in Richtung Wachstum zu machen. Dies erfordert Geduld und den Willen, sich mit dem Unbekannten auseinanderzusetzen. Jeder von uns trägt das Potenzial zur Veränderung und zur Weiterentwicklung in sich. Es geht darum, den Mut zu finden, sich selbst zu hinterfragen und bereit zu sein, über das hinauszuwachsen, was wir für möglich hielten.

Kapitel 10: Der Weg zur emotionalen Freiheit

Emotionale Freiheit ist ein Zustand, nach dem viele Menschen streben, ohne genau zu wissen, was er wirklich bedeutet oder wie man ihn erreicht. Es handelt sich um die Fähigkeit, unsere Emotionen vollständig zu erleben, ohne von ihnen überwältigt oder beherrscht zu werden. In diesem Kapitel vertiefen wir das Verständnis von emotionaler Freiheit und erkunden verschiedene Methoden, die uns helfen, diesen Zustand zu erreichen. Was ist emotionale Freiheit? Emotionale Freiheit ist nicht einfach die Abwesenheit von negativen Gefühlen oder die ständige Präsenz positiver Emotionen. Vielmehr geht es darum, in der Lage zu sein, das gesamte Spektrum unserer Gefühle zu akzeptieren und zu durchleben, ohne dass diese unser Leben dominieren oder unsere Identität bestimmen. Sie ist die Kunst, unsere Gefühle zu fühlen, ohne uns von ihnen gefangen nehmen zu lassen. Unsere Emotionen sind eine natürliche Reaktion auf die Erfahrungen und Herausforderungen des Lebens. Sie kommen und gehen, manchmal in Wellen, manchmal als sanfte Brise. Emotionale Freiheit bedeutet, diese Emotionen anzuerkennen und ihnen Raum zu geben, ohne uns mit ihnen zu identifizieren. Wir sind nicht unsere Angst, unsere Wut oder unsere Traurigkeit – wir erleben sie, aber wir sind nicht definiert durch sie. Emotionale Freiheit erfordert Bewusstsein und Selbstreflexion. Es ist das Bewusstsein, dass jede Emotion eine Information ist, ein Hinweis auf etwas Tieferes, das in uns vorgeht. Wenn wir dieses Bewusstsein kultivieren, können wir lernen, unsere Emotionen zu beobachten, anstatt uns von ihnen mitreißen zu lassen. Dieser Abstand ermöglicht es uns, gesunde Entscheidungen zu treffen und unser Leben authentisch zu gestalten. Ein zentraler Aspekt der emotionalen Freiheit ist das Loslassen. Loslassen bedeutet nicht, dass wir unsere Emotionen unterdrücken oder ignorieren. Stattdessen geht es darum, die Kontrolle, die unsere Gefühle über uns ausüben, zu lockern. Es geht darum, zu akzeptieren, dass wir nicht alles kontrollieren können – weder die Umstände, die unsere Emotionen auslösen, noch die Emotionen selbst. Durch das Loslassen befreien wir uns von der Last, ständig alles managen und kontrollieren zu müssen. Methoden zur emotionalen Befreiung Emotionale Freiheit kann durch verschiedene Praktiken und Techniken erreicht werden, die uns helfen, unser inneres Gleichgewicht zu finden und unsere Gefühle gesund zu verarbeiten. Im Folgenden werden einige dieser Methoden detailliert beschrieben. Atemtechniken Der Atem ist ein mächtiges Werkzeug zur Regulierung unserer Emotionen und zur Rückkehr in den gegenwärtigen Moment. Wenn wir gestresst oder von starken Emotionen überwältigt sind, neigen wir dazu, flach und schnell zu atmen. Dies verstärkt das Gefühl von Panik oder Angst und hindert uns daran, klar zu denken. Eine bewusste Atemtechnik, die sogenannte „Bauchatmung", kann helfen, das Nervensystem zu beruhigen und uns zentriert zu fühlen. Bei dieser Technik atmen wir tief durch die Nase ein, so dass sich unser Bauch nach außen wölbt, und atmen langsam

durch den Mund aus, wobei sich der Bauch wieder zusammenzieht. Diese Art der Atmung aktiviert den parasympathischen Nerv, der für Entspannung und Ruhe zuständig ist. Ein weiteres nützliches Atemmuster ist die „4-7-8-Methode". Dabei atmest du vier Sekunden lang durch die Nase ein, hältst den Atem für sieben Sekunden an und atmest dann für acht Sekunden durch den Mund aus. Diese Methode hilft nicht nur, den Geist zu beruhigen, sondern kann auch helfen, in stressigen Situationen Ruhe zu bewahren und emotionale Klarheit zu erlangen.
Meditation

Meditation ist eine Praxis, die uns lehrt, unsere Gedanken und Emotionen zu beobachten, ohne auf sie zu reagieren. Durch regelmäßige Meditation entwickeln wir eine tiefere Verbindung zu unserem inneren Selbst und lernen, im gegenwärtigen Moment zu verweilen, anstatt uns in der Vergangenheit oder der Zukunft zu verlieren. Eine Form der Meditation, die besonders hilfreich bei der Befreiung von Emotionen ist, ist die „Achtsamkeitsmeditation". Bei dieser Praxis konzentrieren wir uns auf unseren Atem oder auf bestimmte körperliche Empfindungen, während wir unsere Gedanken und Emotionen wahrnehmen, ohne sie zu bewerten. Wenn eine Emotion oder ein Gedanke auftaucht, beobachten wir ihn, benennen ihn möglicherweise („Das ist Wut", „Das ist Traurigkeit") und lassen ihn dann vorbeiziehen, wie Wolken am Himmel. Meditation fördert nicht nur das Bewusstsein für unsere Gefühle, sondern hilft uns auch, die Distanz zu ihnen zu wahren. Durch die regelmäßige Praxis entwickeln wir eine innere Stabilität, die uns erlaubt, auch in schwierigen Situationen ruhig und klar zu bleiben. Meditation kann so zu einem wertvollen Werkzeug werden, um emotionale Freiheit zu erlangen und uns selbst inmitten von emotionalen Turbulenzen treu zu bleiben.

Schreibtherapie

Schreiben ist eine kraftvolle Methode, um tief verankerte Emotionen auszudrücken und zu verarbeiten. Es ermöglicht uns, unsere Gedanken und Gefühle in einer strukturierten und reflektierten Weise zu erforschen. Viele Menschen finden es hilfreich, ein Tagebuch zu führen, in dem sie ihre täglichen emotionalen Erfahrungen festhalten. Die „Freie Schreibübung" ist eine Form der Schreibtherapie, bei der du deine Gedanken und Gefühle ohne Zensur auf Papier bringst. Setze dir eine Zeitvorgabe (z. B. 10 bis 15 Minuten) und schreibe alles auf, was dir in den Sinn kommt, ohne darüber nachzudenken oder zu bewerten. Diese Übung kann sehr befreiend sein, da sie es dir erlaubt, unausgesprochene Gefühle zu erkunden und loszulassen. Eine weitere Technik ist das „Briefe schreiben", insbesondere an dich selbst oder an Personen, die eine starke emotionale Reaktion in dir ausgelöst haben. Diese Briefe müssen nicht abgeschickt werden – das Ziel ist es, deine Emotionen auf eine strukturierte Weise auszudrücken. Wenn du zum Beispiel Wut, Traurigkeit oder Vergebung ausdrücken möchtest, kann das Schreiben eines Briefes an die betroffene Person oder an dich selbst dir helfen, diese Emotionen zu klären und loszulassen. Das Schreiben ist eine Reise in dein Inneres, bei der du deine Emotionen auf eine Weise ausdrücken kannst, die oft leichter fällt als das Sprechen. Es kann dir helfen, Muster zu erkennen, Blockaden zu lösen und ein tieferes Verständnis für dich selbst zu entwickeln. Bewegung und körperliche Aktivität

Emotionen sind nicht nur mentale, sondern auch körperliche Erlebnisse. Unser Körper speichert emotionale Spannungen, die sich in Form von Muskelverspannungen, Kopfschmerzen oder anderen körperlichen Symptomen manifestieren können. Durch körperliche Aktivität können wir diese Spannungen abbauen und emotionale Freiheit erlangen. Bewegungspraktiken wie Yoga oder Tai Chi kombinieren körperliche Bewegung mit Atemkontrolle und Meditation, was sie besonders effektiv für die emotionale Befreiung macht. Diese Praktiken helfen dabei, den Körper zu dehnen, Spannungen zu lösen und das Nervensystem zu beruhigen. Regelmäßige Bewegung kann uns auch helfen, uns in unserem Körper wohler zu fühlen und ein besseres Körperbewusstsein zu entwickeln, was wiederum zu einem besseren emotionalen Gleichgewicht beiträgt. Auch einfaches Spazierengehen in der Natur kann eine heilende Wirkung haben. Die frische Luft, das Grün der Bäume und die Weite der Landschaft können uns dabei unterstützen, uns zu erden und unsere Emotionen zu klären. Die rhythmische Bewegung des Gehens kann helfen, unsere Gedanken zu ordnen und emotionale Lasten loszulassen.
Emotionale Unterstützung und Kommunikation

Eine der wichtigsten Methoden zur emotionalen Befreiung ist der Austausch mit anderen Menschen. Gespräche mit Freunden, Familie oder einem Therapeuten können uns helfen, unsere Emotionen zu reflektieren und aus einer neuen Perspektive zu betrachten. Oft reicht es schon, gehört und verstanden zu werden, um eine emotionale Last zu erleichtern.

Es ist wichtig, eine unterstützende Gemeinschaft zu haben, in der du dich sicher und geborgen fühlst, deine Emotionen zu teilen. Dies kann dir helfen, emotionale Freiheit zu erlangen, indem du erkennst, dass du mit deinen Gefühlen nicht allein bist und dass es in Ordnung ist, verletzlich zu sein.

Fazit: Der Weg zur emotionalen Freiheit

Der Weg zur emotionalen Freiheit ist eine lebenslange Reise. Es erfordert Übung, Geduld und die Bereitschaft, sich den eigenen Gefühlen ehrlich zu stellen. Doch die Belohnungen sind groß: Ein Leben, das weniger von Angst, Wut und Bedauern geprägt ist, und mehr von Frieden, Freude und Akzeptanz. Durch die Anwendung der in diesem Kapitel vorgestellten Methoden – Atemtechniken, Meditation, Schreibtherapie, Bewegung und Unterstützung durch andere – kannst du schrittweise emotionale Freiheit erlangen und ein Leben führen, das von innerem Frieden und emotionaler Balance geprägt ist. Denke daran, dass emotionale Freiheit nicht bedeutet, keine negativen Gefühle mehr zu haben. Es bedeutet, diese Gefühle zu akzeptieren, sie zu erleben und sie dann loszulassen, ohne dass sie dein Leben dominieren. Es bedeutet, die Kontrolle über dein emotionales Leben zurück

Kapitel 11: Das Leben in vollen Zügen annehmen

Nachdem du durch die vorherigen Kapitel eine innere Transformation durchlaufen und emotionale Freiheit erlangt hast, steht nun ein weiteres fundamentales Prinzip im Mittelpunkt: das Leben in vollen Zügen zu genießen. Das bedeutet, die Kunst zu erlernen, im gegenwärtigen Moment zu leben und die Fülle des Lebens mit all seinen Facetten zu schätzen.

Das Geschenk des Augenblicks

In unserer hektischen Welt verbringen viele von uns einen Großteil ihrer Zeit damit, über die Zukunft nachzudenken oder in der Vergangenheit zu verweilen. Unsere Gedanken kreisen oft um das, was noch kommt oder was bereits gewesen ist. Dabei entgeht uns das Wesentliche – das Hier und Jetzt. Doch wahre Erfüllung, Freude und innerer Frieden lassen sich nur im gegenwärtigen Moment finden. Dies ist das Geschenk des Augenblicks.

Die Illusion der Zukunft und der Vergangenheit

Viele Menschen leben ihr Leben in der Erwartung eines zukünftigen Ereignisses, das ihnen Glück, Zufriedenheit oder Erfolg bringen soll. „Ich werde glücklich sein, wenn ich den Job bekomme." „Ich werde mich besser fühlen, wenn ich erst diesen Meilenstein erreicht habe." Diese Art des Denkens hält uns in einem ständigen Zustand der Vorwegnahme gefangen, in dem das wahre Leben – das nur im gegenwärtigen Moment existiert – übersehen wird. Ebenso hält uns die Vergangenheit oft fest. Wir neigen dazu, vergangene Fehler, Versäumnisse oder unerfüllte Träume immer wieder zu durchdenken. Diese Fixierung auf das, was war, führt zu einem Leben, das von Reue, Schuldgefühlen oder Nostalgie geprägt ist. Doch die Vergangenheit ist bereits vergangen und kann nicht verändert werden. Alles, was wir wirklich haben, ist der gegenwärtige Moment. Die Bedeutung des Hier und Jetzt

Das Leben im Hier und Jetzt ist keine leichte Aufgabe. Es erfordert Bewusstsein, Achtsamkeit und die Bereitschaft, sich von den Verlockungen der Vergangenheit und der Zukunft zu lösen. Aber es ist genau dieser Moment, der uns die Möglichkeit gibt, das Leben in seiner vollen Tiefe zu erfahren. Der gegenwärtige Moment ist das einzige Zeitfenster, in dem wir tatsächlich handeln, fühlen und uns entwickeln können. Wenn du zum Beispiel einen Sonnenuntergang betrachtest, liegt der Zauber dieses Augenblicks in seiner Einzigartigkeit. In dem Moment, in dem du dich vollständig auf die Schönheit des Sonnenuntergangs konzentrierst, verschwindet alles andere. Sorgen über die Zukunft oder Bedauern über die Vergangenheit treten in den Hintergrund, und du bist ganz und gar präsent.

Achtsamkeit als Schlüssel zum gegenwärtigen Moment

Achtsamkeit ist das Werkzeug, das uns hilft, im Hier und Jetzt zu leben. Es geht dabei darum, sich vollständig auf den gegenwärtigen Moment zu konzentrieren, ohne ihn zu bewerten oder verändern zu wollen. Achtsamkeit lehrt uns, die Dinge so anzunehmen, wie sie sind, und sie in ihrer Gesamtheit zu erleben. Ein einfacher Weg, Achtsamkeit in den Alltag zu integrieren, ist durch bewusste Atmung. Indem du dich auf deinen Atem konzentrierst – auf das Ein- und Ausströmen der Luft – lenkst du deine Aufmerksamkeit automatisch auf den gegenwärtigen Moment. Diese Praxis hilft dir, aus dem Gedankenkarussell auszubrechen und dich auf das Hier und Jetzt zu fokussieren. Ein weiteres Mittel, um Achtsamkeit zu praktizieren, ist das bewusste Erleben alltäglicher Aktivitäten. Zum Beispiel könntest du dir beim Essen bewusst Zeit nehmen, den Geschmack, die Textur und das Aroma deines Essens wirklich wahrzunehmen, anstatt in Gedanken zu versinken oder das Essen hastig herunter zu schlingen. Diese einfachen Übungen helfen, das Bewusstsein für den gegenwärtigen Moment zu schärfen und mehr Freude aus den kleinen Dingen des Lebens zu ziehen.

Dankbarkeit für den Augenblick

Ein wesentlicher Aspekt des Lebens im Hier und Jetzt ist die Kultivierung von Dankbarkeit. Dankbarkeit verschiebt unseren Fokus von dem, was fehlt, auf das, was bereits da ist. Sie hilft uns, die kleinen und großen Geschenke des Lebens zu erkennen und zu schätzen – sei es das Lächeln eines geliebten Menschen, der Duft von frischem Kaffee am Morgen oder das Gefühl von Sonnenstrahlen auf der Haut. Durch Dankbarkeit lernen wir, die Fülle des Lebens im gegenwärtigen Moment zu erkennen. Sie erinnert uns daran, dass jeder Augenblick ein Geschenk ist, das wir nicht für selbstverständlich halten sollten. Indem wir Dankbarkeit praktizieren, öffnen wir uns für die Schönheit des Lebens und schaffen eine positive, erfüllte Lebenseinstellung.

Das Hier und Jetzt als Weg zur inneren Freiheit

Wenn wir lernen, den gegenwärtigen Moment vollständig anzunehmen, befreien wir uns von den Fesseln der Vergangenheit und den Ängsten vor der Zukunft. Diese Freiheit ist eine der höchsten Formen der inneren Unabhängigkeit. Es bedeutet, dass wir unser Leben nicht länger von äußeren Umständen oder zukünftigen Erwartungen bestimmen lassen, sondern dass wir uns in jedem Augenblick für das Leben entscheiden, so wie es ist. Diese Form der Freiheit ermöglicht es uns, das Leben mit offenen Armen zu empfangen – mit all seinen Freuden und Herausforderungen. Es bedeutet, dass wir uns voll und ganz dem hingeben, was gerade ist, ohne ständig danach zu streben, es zu verändern oder zu kontrollieren. In diesem Zustand des völligen Akzeptierens und Annehmens finden wir den wahren Frieden.

Praktische Übungen für das Leben im Augenblick

Um das Leben im Hier und Jetzt wirklich zu verankern, können regelmäßige Achtsamkeitsübungen hilfreich sein. Hier sind einige praktische Tipps, die dir helfen können, die Gegenwart mehr zu schätzen: Morgendliche Achtsamkeitsroutine: Beginne deinen Tag mit einer kurzen Meditation oder einer Atemübung. Konzentriere dich dabei auf deinen Atem und visualisiere, wie du jeden neuen Tag mit Achtsamkeit und Offenheit angehst. Bewusstes Gehen: Gehe täglich für ein paar Minuten bewusst spazieren, ohne Ablenkungen wie Handy oder Musik. Achte auf jeden Schritt, auf das Gefühl des Bodens unter deinen Füßen und auf die Geräusche der Umgebung. Dankbarkeitstagebuch: Notiere dir jeden Abend drei Dinge, für die du an diesem Tag dankbar bist. Dies kann helfen, deinen Fokus auf die positiven Aspekte des gegenwärtigen Moments zu lenken. Achtsames Essen: Nimm dir bei mindestens einer Mahlzeit am Tag Zeit, um das Essen bewusst zu genießen. Achte auf den Geschmack, die Konsistenz und das Aroma deines Essens, ohne dich dabei von anderen Gedanken ablenken zu lassen. Monotasking statt Multitasking: Versuche, dich auf eine Aufgabe nach der anderen zu konzentrieren, anstatt mehrere Dinge gleichzeitig zu erledigen. Dies hilft dir, präsenter und effektiver zu sein und den Moment besser zu schätzen.
Zusammenfassung

Das Geschenk des Augenblicks ist eine der größten Freuden des Lebens, die wir oft übersehen, weil wir in Gedanken entweder in die Zukunft oder in die Vergangenheit abschweifen. Doch wenn wir lernen, im Hier und Jetzt zu leben, können wir das Leben in all seinen Facetten wirklich annehmen und die wahre Erfüllung finden. Achtsamkeit, Dankbarkeit und die bewusste Entscheidung, im gegenwärtigen Moment zu verweilen, sind die Schlüssel zu einem Leben voller Freude und innerer Freiheit.

Indem du das Geschenk des Augenblicks annimmst, öffnest du dich für die wahre Tiefe des Lebens und findest den Frieden, nach dem du suchst. Dieses Kapitel soll dich ermutigen, das Hier und Jetzt mit allen Sinnen zu erleben und das Leben in vollen Zügen zu genießen.

Kapitel 12: Der Weg zur Vollendung – Abschluss und Reflexion

Nach dieser Reise durch die Tiefen der Selbstakzeptanz, der Transformation und der emotionalen Freiheit ist es nun an der Zeit, innezuhalten und zurückzublicken. Dieses Kapitel dient als Abschluss, der die Essenz des Gelernten zusammenfasst und den Leser auf die fortwährende Reise des Wachstums einstimmt.

Die Essenz der Transformation

Während du dieses Buch durchgearbeitet hast, hast du wahrscheinlich viele Momente der Reflexion und des Wachstums erlebt. Vielleicht hast du erkannt, wie wichtig es ist, Mitgefühl mit dir selbst zu haben und all deine Emotionen – sowohl die angenehmen als auch die schwierigen – zu akzeptieren. Diese Reise hat dir gezeigt, dass Transformation nicht über Nacht geschieht, sondern ein fortlaufender Prozess ist, der Geduld und Selbstfürsorge erfordert. Jetzt, am Ende dieses Weges, lade ich dich ein, einen Moment innezuhalten und über deine eigene Reise nachzudenken. Wie weit bist du gekommen? Welche Veränderungen hast du bemerkt? Die Essenz der Transformation liegt darin, zu erkennen, dass du dich ständig weiterentwickelst. Dein Wachstum und deine Veränderung sind kontinuierliche Prozesse, die dich ein Leben lang begleiten werden.

Abschlussgedanken

Die Reise, die du in diesem Buch begonnen hast, endet nicht mit dem letzten Kapitel. Sie ist der Beginn eines neuen Abschnitts, in dem du die Werkzeuge und Einsichten, die du gewonnen hast, weiterhin nutzen wirst, um ein authentisches und erfülltes Leben zu führen. Mit jedem Schritt, den du machst, vertiefst du dein Verständnis von dir selbst und erweiterst deine Fähigkeit, dein Leben bewusst zu gestalten. Ich möchte dich ermutigen, mit Vertrauen und Offenheit in die Zukunft zu blicken. Die innere Arbeit, die du begonnen hast, wird sich weiterhin in deinem täglichen Leben entfalten und dir helfen, den Herausforderungen mit Stärke und Gelassenheit zu begegnen. Zum Abschluss möchte ich dich freundlich darum bitten, deine Gedanken und Eindrücke über dieses Buch zu teilen. Deine Bewertung kann nicht nur anderen Lesern helfen, sondern auch mir, dieses Werk weiter zu verbessern und zu verbreiten. Wenn dir dieses Buch auf deinem Weg geholfen hat, würde ich mich sehr über eine kurze Rezension freuen. Vielen Dank, dass du dich auf diese Reise eingelassen hast. Möge dein Weg weiterhin von Achtsamkeit, Selbstliebe und innerer Freiheit begleitet sein.